AF297577

NOTES

D'OBSTÉTRIQUE

I

SUR LA FORCE DE TRACTION DANS LES APPLICATIONS DE FORCEPS

II

UN CAS D'AMPUTATION UTÉRO-OVARIENNE

COMME COMPLÉMENT DE L'OPÉRATION CÉSARIENNE, GUÉRISON

PAR

A. FOCHIER

Chirurgien en chef de la Charité de Lyon.

LYON

ASSOCIATION TYPOGRAPHIQUE

RIOTOR, RUE DE LA BARRE, 12

1879

NOTES

D'OBSTÉTRIQUE

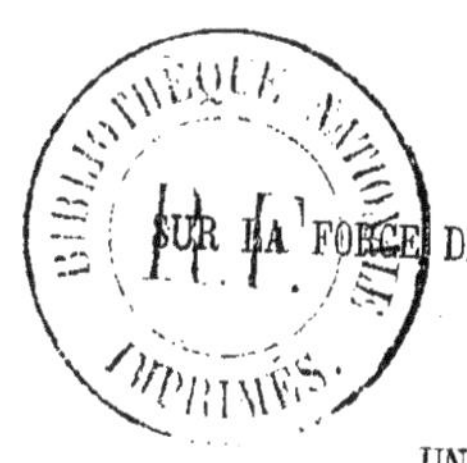

I

SUR LA FORCE DE TRACTION DANS LES APPLICATIONS DE FORCEPS

II

UN CAS D'AMPUTATION UTÉRO-OVARIENNE

COMME COMPLÉMENT DE L'OPÉRATION CÉSARIENNE, GUÉRISON

PAR

A. FOCHIER

Chirurgien en chef de la Charité de Lyon.

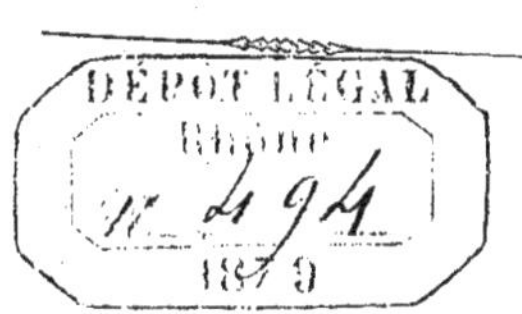

LYON

ASSOCIATION TYPOGRAPHIQUE

RIOTOR, RUE DE LA BARRE, 12

1879

DE LA

LIMITE DE LA FORCE DE TRACTION

COMPATIBLE AVEC LA SURVIE DE L'ENFANT

DANS LES APPLICATIONS DE FORCEPS

L'importance de la question est trop évidente pour que j'y insiste longtemps. Si l'on arrivait à déterminer d'une façon précise et rigoureuse le maximum de l'effort de traction compatible avec la survie de l'enfant, on devrait désormais, une fois ce maximum atteint, sacrifier l'enfant sans multiplier ou prolonger des tentatives dangereuses pour la mère. D'autre part si ce maximum était, quoique fort élevé, relativement innocent pour la mère, il faudrait bien se poser comme une règle absolue la nécessité de l'atteindre avant de se décider à commettre un meurtre légitime.

Il est aussi évident que la question ainsi posée ne peut être abordée qu'autant qu'on fera des applications de la force rigoureusement comparables entre elles. Jusqu'à ces dernières années cette condition était si loin d'être remplie qu'on peut constater les plus grandes divergences à ce sujet entre les maîtres de l'art. Tandis que les uns conseillent d'avoir recours à un ou plusieurs aides avant de faire appel à *l'ultima ratio*, à l'embryotomie, d'autres proclament bien haut que la force dans les applications de forceps doit être avant tout bien dirigée, et qu'elle devient nécessairement aveugle dans les tractions faites avec le concours d'un aide. A l'appui de leur précepte ces derniers ne manquent pas de citer de nombreux cas où une traction faible bien dirigée a réussi là où des efforts prodigieux mais peu éclairés étaient restés impuissants. Si ces faits sont bien propres à démontrer que la direction des tractions est d'une importance capitale, ils ne peuvent pas nous faire pressentir le maximum précis que nous recherchons en ce moment, puisque parfois la mère et l'enfant ont pu survivre aux efforts beaucoup plus considérables qui avaient précédé l'effort utile.

A ce point de vue spécial les résultats des expériences dynamométriques sont encore moins importants que ceux de la pratique. La plupart de ces expériences ont eu pour but de mesurer la réductibilité de la tête sous l'influence des pressions exercées par les cuillers, réductibilité qui n'est nullement en rapport rigoureux avec la survie des enfants, comme l'expérience des accouchements naturels suffit à le démontrer. Appliquées à la mesure de la traction, ces expériences ont eu tout au plus pour résultat de donner la valeur numérique de la force que pouvait développer l'accoucheur dans certaines situations et non celle de l'effort utile employé, part essentiellement variable suivant que le forceps faisant corps avec la tête peut être ou non considéré comme transformé en un levier et suivant le point d'appui que prend ce levier. Sous une fallacieuse apparence d'analyse ces expériences fournissent des données absolument inapplicables à la recherche de notre limite, puisqu'elle ne peut évidemment être déduite que de l'effort utile et que les expériences de M. Delore ou de Joulin, par exemple, n'ont trait qu'à l'effort total ou plutôt à l'effort brut, je veux dire l'effort envisagé en dehors des transformations que lui imposent et le mode d'application et les résistances.

Lorsque la traction mécanique fit son apparition en obstétrique, on crut avoir trouvé un moyen de délimiter ce maximum, puisque désormais on pouvait mesurer la force mise en jeu pendant l'application du forceps sur l'enfant vivant. Il fut cependant vite démontré que la quantité utilisée de cette force était essentiellement variable, non-seulement d'après l'appareil employé, mais aussi avec le même appareil suivant la position initiale de la tête ou la situation du forceps. Ainsi, pour ne prendre que le tracteur qui a donné lieu au plus grand nombre d'expériences dynamométriques, le tracteur de Joulin, lorsque dans une application de forceps au détroit supérieur les lacs sont passés dans les fenêtres des cuillers et se dirigent de là vers la commissure postérieure de .la vulve, une partie de l'effort est employée à produire un mouvement défavorable de rotation de la tête autour de la ligne qui réunit le centre des deux cuillers, et en outre cette portion nuisible de l'effort n'est jamais une fraction calculable et à peu près constante de l'effort total.

L'attache des lacs de traction au centre de figure (vers le milieu des cuillers) de M. Chassagny, a non seulement supprimé cette portion nuisible de l'effort, mais elle permet d'apprécier avec une approximation suffisante en pratique la quantité de l'effort utilisé lorsqu'on exerce cette traction dans des conditions comparables, c'est-à-dire en lui donnant toujours une direction à peu près identique.

Pour ma part, dans la majorité des applications de forceps où l'on peut prévoir la possibilité d'une embryotomie, je me sers de la traction exercée par des aides sur des lacs attachés au milieu des cuillers des forceps. Ces lacs sont dirigés le plus possible en arrière, de façon à ce que la commissure postérieure de la vulve sort distendue sans être déchirée. Dans ces conditions la direction de la force fait avec l'angle du détroit supérieur un angle variable évidemment, suivant la longueur du périnée et suivant la hauteur du sacrum, mais ces variations sont comprises dans des limites pratiquement négligeables, lorsqu'on en vient à calculer l'effort utilisé d'après les considérations suivantes, qui ne sont valables, je le répète, qu'autant que la traction est attachée au centre de figure.

Dans ces conditions, la tête étant au détroit supérieur, on peut représenter la traction par la ligne CT, et considérer cette traction comme décomposée suivant deux directions d'après la loi du parallélogramme des forces ; une des composantes P perpendiculaire au pubis aura un effet nuisible, celui d'augmenter le frottement de la tête sur le pubis, mais aussi un effet utile celui de concourir à la réduction du diamètre de la tête en rapport avec le sacro-pubien de la ⌐⌐ère. L'autre composante F dirigée perpendiculairement à la première suivant l'axe du détroit supérieur produira l'effet utile, l'effet nécessaire, l'engagement de la tête. Or, il est facile de voir qu'on a :

$$P = T \, sin. \, \alpha$$
$$F = T \, cosin. \, \alpha$$

c'est-à-dire que la force utile est proportionnelle au cosinus de l'angle que fait la traction avec l'axe du détroit supérieur et que la force utile et la force perdue ou nuisible sont entre elles comme le cosinus et le sinus de cet angle. Si l'angle α reste le même dans les différentes applications de forceps, la force utile ne dépendra que de la valeur numérique de la traction, et en sera une fraction constante.

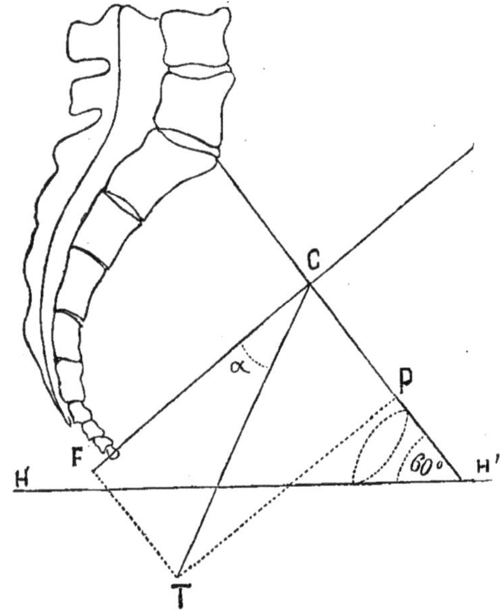

Cette proportionnalité rigoureuse nous permet de dire que, avec l'attache mobile au centre de figure, on peut chercher un maximum, qu'il serait impossible de fixer avec toute autre mode d'application de la traction, à moins que cette traction fût exercée *très-rigoureusement suivant l'axe des résistances, je ne dis pas suivant l'axe anatomique* (1).

La légitimité de la recherche d'un maximun numérique étant bien établie pour les conditions où je me place d'habitude dans les applications de forceps, voyons quels sont les résultats cliniques des fortes tractions pour la mère et pour l'enfant.

L'organisme maternel paraît supporter les tractions plus facilement que l'organisme du nouveau-né. Souvent, en effet, la mère non-seulement survit, mais se rétablit sans accident sérieux, alors que l'enfant est mort pendant l'opération, ou meurt dans les premiers jours après la naissance. L'organisme de l'enfant est donc un réactif plus sensible, et c'est le seul qui doive nous préoccuper, puisque la mère supportera toujours sans trop de dangers les tractions qui ne tueront pas l'enfant. Autrement dit, la valeur numérique des tractions compatibles avec la vie de l'enfant sera toujours inférieure à la valeur de la traction qui augmenterait d'une façon notable pour la mère les dangers d'une application de forceps. C'est pour cela que cette note ne s'occupe que de la survie de l'enfant, l'indemnité pour la mère en étant la conséquence naturelle.

Au-dessous de 40 à 50 kilogrammes de traction totale (T), l'enfant survit généralement, ou du moins sa mort est le plus souvent explicable par quelque accident autre que la traction elle-même, par exemple par la prolongation du travail, le décollement du placenta, ou la compression d'une circulaire du cordon ombilical par le bec des cuillers.—Au-delà de 50 kilogrammes, l'enfant peut naître vivant quoique faible, il peut se rétablir et reprendre un peu de vigueur pendant les deux ou trois premiers jours, mais jusqu'ici je les

---

(1) Cette dernière proposition ne paraîtra pas évidente à ceux qui ne sont pas familiarisés avec les questions de mécanique obstétricale, mais alors la démonstration aurait besoin d'être très-explicite et m'entraînerait trop loin de mon sujet. J'aurai prochainement l'occasion d'y revenir.

avais vus tous succomber au bout de ce temps avec des accidents convulsifs. J'ai très-présents à la mémoire trois cas de ce
genre, je n'ai retrouvé qu'une seule de ces observations, qui
d'ailleurs ne présente rien d'extraordinaire. La traction fut
portée à 70 kilogrammes. L'enfant mourut le troisième jour,
la mère sortit complètement remise le quinzième jour. Cette
expérience, corroborée par celle de mon prédécesseur, M. Laroyenne, aurait peut-être suffi pour m'imposer la crâniotomie
après l'inefficacité des tractions à 60 kilogrammes si je n'a-
vais eu pour m'engager à persister dans des tractions plus
élevées la démonstration de l'innocuité relative de ces tractions pour l'organisme maternel. On verra cette persévérance
justifiée par l'observation suivante que je donne en abrégé.

Observation. — Le 1ᵉʳ février 1879, je trouvai à la salle
« de la douleur », à neuf heures du matin, une malade qu'on
me signala comme atteinte de rigidité du col. En effet, l'orifice externe présentait une dilatation de quatre centimètres
de diamètre au plus, et des bords, non-seulement épais, mais
résistants. Mais le défaut d'engagement de la tête suffisait à
faire prévoir un rétrécissement, et la mensuration digitale du
sacro-sous-pubien donna neuf centimètres et demi. Comme
le promontoire paraissait très-abaissé et le sacrum fort con-
cave, le conjugué minimum devait avoir huit centimètres et
demi environ. La tête était en première position du sommet,
se rapprochant d'une transversale.

La malade, primipare de 33 ans, sans antécédents mor-
bides, était aux douleurs depuis la soirée du 29 janvier et était
entrée à la Maternité le 30 janvier, à trois heures du matin.
La rupture de la poche des eaux avait eu lieu le 31, à huit
heures du soir. Malgré cette prolongation du travail et la vi-
vacité des douleurs, la malade n'avait pas de fièvre, le vagin
était humide, et la fatigue n'était pas excessive. Je fis mettre
à trois reprises la malade dans un grand bain et, vers cinq
heures du soir, le col étant devenu dilatable, je procédai,
après anesthésie par le chloroforme, à une application de forceps faite comme d'habitude avec un forceps de Stoltz, dont

les cuillers perforées vers le milieu de leur hauteur donnaient attache à de forts rubans de fil.

Les tractions furent faites par deux aides *assis sur des chaises basses* et prenant un point d'appui sur le lit avec les pieds. Les mains des aides ne tiraient pas directement sur les rubans de fil, mais sur une barre de fer passée dans l'anse formée par leur réunion. Je me contentais de surveiller de l'index droit le mouvement de la tête, pendant que la main gauche reposait sans pression sur le manche de la branche gauche du forceps prête à s'opposer à un dérapement. Les tractions, mesurées à l'aide d'un dynamomètre de Mathieu, interposé entre les lacs et la barre de traction, furent portées successivement et maintenues pendant quelque temps à vingt, trente, quarante, cinquante kilogrammes. Ce fut seulement au bout d'un quart d'heure à vingt minutes de tractions que la tête descendit au moment où le dynamomètre marquait près de 100 kilogrammes. Le point où était parvenue l'aiguille fut soigneusement noté et la vérification faite à l'aide de poids me montra que la traction n'avait atteint que 80 kilogrammes. La tête, descendue facilement sur le plancher, je pris les lacs d'une seule main en continuant à exercer de faibles tractions, et en soutenant les branches du forceps qui remontaient en décrivant le mouvement circulaire habituel. A ce moment, la tête exécuta un brusque mouvement de rotation, le périnée, qui résistait sans se distendre, se rompit obliquement, et le dégagement se produisit. La déchirure qui allait jusqu'au sphincter fut suturée après la délivrance par deux plans de sutures métalliques ; les profondes enchevillées, les superficielles entrecoupées. Toutes les précautions antiseptiques conseillées par Lister furent prises pendant l'opération.

L'enfant était pâle, mais le cœur battait vigoureusement. La respiration s'établit lentement sans insufflation ; de faibles cris commencèrent à être poussés seulement trois heures après l'accouchement. L'enfant était un garçon du poids de 3,500 grammes. La tête, relativement peu volumineuse, présentait des os résistants, des fontanelles et sutures étroites, .

de telle sorte que le chevauchement était peu considérable et qu'il n'y avait pas de dépression. Elle avait été saisie de la bosse frontale droite à l'apophyse mastoïde gauche. Au niveau de la bosse frontale, à la racine des cheveux, la saillie faite par le bout d'un des rubans de fil avait desséché la peau par compression ; à gauche, le bout de la cuiller avait frotté et excorié très-superficiellement la peau du cou.

La mère, épuisée par 72 heures de douleurs, ne présenta cependant que peu de fièvre, 38°,7 le lendemain de l'accouchement, et cette fièvre tomba rapidement. On ne put néanmoins lui confier son enfant à cause de l'immobilité absolue exigée par la suture périnéale. Des injections vaginales phéniquées à 25 pour 1,000 furent pratiquées quatre fois en 24 heures, et dans l'intervalle il y eut aussi quatre lotions supplémentaires. Les fils de la suture furent enlevés le sixième et le dixième jour, la réunion ne manqua que dans l'étendue de deux centimètres en avant.

Pendant ce temps, comme l'enfant résistait contre tout espoir, il fut confié à une nourrice qui dut, pendant les quatre premiers jours, tirer son lait pour le faire prendre à l'enfant. Il commença à se rétablir vers le huitième jour, et depuis lors il prospéra rapidement. La petite eschare frontale se détacha au bout de trois semaines sans suppuration, laissant une cicatrice de la dimension d'un grain d'orge. Les excoriations du cou furent rapidement guéries. L'enfant partit en nourrice vers la fin de février.

La mère fut gardée jusqu'au retour de la menstruation, parce qu'elle avait de l'incontinence d'urine (sans traces de fistule, bien entendu). Le retour de couches eut lieu le 8 mars, l'accouchée quitta la Maternité le 14 en très-bon état. A cette date, elle avait de bonnes nouvelles de son enfant.

Je n'insiste, bien entendu, que sur le fait de la survie de l'enfant après une traction totale de 80 kilogrammes, et comme c'est là un fait positif, il a, quoique unique, une très-grande valeur. C'est d'abord et avant tout une raison suffi-

sante et formelle pour proscrire la crâniotomie tant qu'on
n'aura pas porté la traction au-delà de cette énorme valeur.

C'est aussi un nouvel élément de critique pour les appa-
reils à traction mécanique qui profitent de l'attache au centre
de figure. Ainsi, dans le dernier appareil à tractions de
M. Chassagny (plaque sacrée, servant de point d'appui à une
tige portant la vis de traction), la manivelle est insuffisam-
ment longue pour exercer une traction de 80 kilogrammes
dans une direction oblique sur une tige. — Dans l'appareil de
M. Poullet, tout l'appareil tendant à pivoter autour des points
d'appui ischiatiques, le maintien en place doit devenir d'autant plus difficile que la traction s'élève davantage, et je doute
qu'on puisse maintenir l'appareil lorsqu'on dépasse 50 kilogrammes.

Quant au forceps de M. Tarnier, la traction, suivant l'axe
du détroit supérieur supprimant l'angle α, la traction totale
est utilisée, et n'aurait pas besoin d'être portée aussi loin
qu'avec un angle α de 30° environ. Mais d'abord l'instrument
se prête mal à l'application de tractions très-fortes. Et surtout
il ne faut pas oublier que dans le forceps de M. Tarnier
l'attache mobile se fait notablement au-dessous du centre de
figure, et que pour peu que la traction ne se fasse pas suivant
l'axe des résistances (c'est-à-dire directement en sens contraire
de la résultante des résistances), une partie de l'effort se perd
comme lorsque les lacs sont passés dans les fenêtres, et est
employée à produire des mouvements dont l'utilité n'est
jamais certaine, des mouvements de rotation de la tête autour
d'une ligne transversale.

C'est pour cette raison que dans les applications au-dessus
du détroit supérieur, je continue à me servir des lacs attachés
au centre de figure, lorsque je veux laisser la tête libre d'évo-
luer d'après les résistances qu'elle rencontre, et que, dans
les autres cas, je me sers des tractions manuelles, celles-ci,
bien combinées, étant le seul moyen d'imprimer à la tête une
direction nettement déterminée, en maintenant une position
initiale utile ou en corrigeant une défectueuse. Dans ce

dernier cas, bien entendu, je suis obligé de renoncer à pousser aussi loin que je le déclare opportun les efforts de traction ; mais alors, avant de passer à la crâniotomie, j'essaie ce que donnera une forte traction sur les lacs, et je me crois désormais obligé de dépasser 80 kilogrammes.

SUR LES MODIFICATIONS RÉCENTES

DE

L'OPÉRATION CÉSARIENNE

A PROPOS D'UN CAS

D'AMPUTATION UTÉRO-OVARIENNE

COMME COMPLÉMENT DE CETTE OPÉRATION

Tout chirurgien obligé par sa situation de suivre, de prévoir les progrès réalisés ou réalisables dans le manuel de
l'opération césarienne, a dû sans doute faire la réflexion suivante qui s'est imposée à mon esprit dès que j'ai pu comprendre l'importance pratique des perfectionnements successivement introduits dans l'ovariotomie, pendant ces vingt
dernières années. On a dû souvent penser que les progrès de
la gastrotomie faite pour extraire un enfant seraient la
conséquence des progrès de la gastrotomie pour extraire une
tumeur, et cela pour une raison bien simple, parce que la
dernière opération devenait de plus en plus fréquente, alors
que l'autre au contraire, rare de tout temps, voyait de jour
en jour restreindre ses indications. Que cette prévision ait
été exprimée ou non, ses conséquences logiques se tradui-
sent dans les faits et il est intéressant de les y rechercher.

Parmi les dangers de l'opération césarienne, il en est qui
lui sont communs avec toutes les opérations qui intéressent
largement le péritoine, il en est qui lui sont presque spéciaux, et ceux-là découlent de la plaie utérine ou de la nature même des indications.

S'il est un fait démontré par la pratique des ovariotomistes, c'est que les irritations mécaniques passagères du

péritoine n'ont pas de conséquences graves, et ici par passagères on doit entendre des irritations durant une, ou même deux et trois heures ; on peut même dire que le péritoine supporte assez bien des irritants mécaniques permanents pourvu qu'ils soient de petit volume. Il faut surtout se mettre à l'abri des irritations septiques ou putrides, des souillures visibles ou invisibles des mains, des instruments, des éponges ou des linges, de l'air ou des locaux ; il faut éviter le séjour des corps putrescibles, la stagnation des liquides organiques normaux ou inflammatoires. Après les succès obtenus par ces précautions dans l'ovariotomie, un chirurgien serait coupable s'il ne les prenait pas dans l'opération césarienne. On peut suivre les préceptes de Lister en les appliquant dans toute leur rigueur, comme le font beaucoup d'ovariotomistes, et entre autres Schrœder qui déclare leur devoir les beaux résultats de sa statistique : (40 guérisons sur 47 cas, un seul décès sur les 23 derniers cas, un seul aussi sur les 33 opérées à la Maternité de Berlin. *Berl. Klin. Woch.*, mars 1878), ou bien s'en tenir à la désinfection par la chaleur et les lavages répétés comme le pratiquait Kœberlé avant que les travaux de Pasteur eussent inspiré le chirurgien anglais. On peut combiner les deux méthodes pour plus de sécurité, mais on n'est plus autorisé à intéresser aussi largement le péritoine sans se mettre en garde contre l'infection septique si redoutable pour les séreuses en général, pour le péritoine en particulier, et tous les chirurgiens sont d'accord sur ce point.

Quant aux moyens de s'opposer ou de remédier à la stagnation des liquides organiques, le drainage primitif ou secondaire, abdominal, vaginal ou abdomino-vaginal, par la plaie de la paroi ou par le cul-de-sac de Douglas, les incisions et les lavages intra-péritonéaux sont des procédés encore discutables si on voulait les ériger en règle générale, mais dont l'indication peut se présenter nette et précise, dans l'opération césarienne, aussi bien que dans l'ovariotomie, grâce aux résultats qu'ils ont donnés dans cette dernière opération. Et ici je ne parle que des conséquences de la plaie péritonéale, la plaie utérine présente tant d'autres dangers qu'il y a lieu de les énumérer avant de noter ce qui a été tenté pour les prévenir ou y remédier.

Hémorrhagie pendant la section utérine, introduction du liquide amniotique dans le péritoine, hémorrhagie après l'extraction avec ou même sans inertie, hémorrhagies secondaires intra-péritonéales ou vaginales quelques heures ou quelques jours après l'opération, épanchement dans le péritoine des lochies ou des liquides sécrétés par la plaie, telles sont les conséquences fâcheuses de la plaie utérine. Les unes tiennent à la nature même de l'organe sectionné et sont une menace constante, sinon un danger inévitable ; les autres sont variables et tiennent aux conditions particulières où s'est opérée la section. Ainsi les hémorrhagies sont beaucoup plus redoutables lorsque la section a porté sur l'insertion placentaire, car c'est alors surtout qu'elles persistent malgré la rétraction utérine ; ainsi la plaie utérine paraît offrir une tendance plus ou moins grande à la *béance* suivant le sens dans lequel elle a été faite relativement à l'axe de l'utérus. « Il est reconnu, nous dit M. Stoltz (*Lettre du* 20 *février* 1874 *à la Gazette obstétricale*), et je le sais par expérience, que l'ouverture faite à l'utérus n'a aucune tendance à se fermer quelque énergiquement qu'il se contracte ; elle devient prismatique tout au plus, c'est-à-dire que les bords de la couche musculo-fibreuse interne se rapprochent, mais ceux de la couche externe et de l'intermédiaire restent écartés ; que la plaie utérine dans les cas ordinaires, n'est qu'obturée par le paquet intestinal, l'épiploon ou la paroi abdominale elle-même qui y adhèrent et que le vide est imparfaitement rempli par une exsudation sanguine plastique. Plus d'une fois cette plaie est restée fistuleuse et a donné issue à une partie du liquide menstruel....... » Le principal moyen tout naturellement proposé pour obvier aux dangers de la plaie a été la *suture*, et si on l'a tenté plusieurs fois avant la période qui nous occupe, ces tentatives se sont surtout multipliées dans ces dernières années, parce que la pratique des ovariotomistes était venue démontrer l'innocuité relative du séjour, de l'abandon même dans le péritoine de quelques corps étrangers de faible volume (drains, ligatures, eschares consécutives à des cautérisations hémostatiques, etc., etc.)

Ainsi, au dire des classiques de la fin du dernier siècle et du commencement du nôtre, la suture utérine a bien été quelquefois pratiquée, mais ils s'accordent tous à blâmer cette pratique, et c'est à grand'peine que l'on peut retrouver quelques cas de sutures pratiquées avant la période qui nous occupe. En 1769, Lebas de Mouilleron (cité par Lauverjat) fit trois points de suture sur une incision transversale de l'utérus et la malade guérit.

En 1828, un charlatan de l'état de Virginie (cité par Harris) coud la plaie utérine avec deux ou trois fils et la malade ne doit sa mort qu'à une indigestion. — En 1835, Wiesel, de Gulsenbusch (cité par Stoltz), obtient un succès en faisant un seul point de suture. — Godefroy, 1840 (*Gazette des hôpitaux*) réussit aussi. — Malgaigne échoue en 1844, mais d'après l'observation rapportée par V. Thibault (*Archives de médecine*, 4ᵉ série, t. V, p. 171), l'opérateur n'avait attaché qu'une minime importance à cet unique point de suture placé sur la moitié interne de l'épaisseur de l'utérus. En 1845, Lestocquoy (d'Arras) (cité par Dusart, *Thèse de Paris*, 1867) plaça six points de suture avec du fil ciré dont les chefs rassemblés furent ramenés à l'extrémité inférieure de la plaie abdominale; la malade succomba le 38ᵉ jour; la plaie utérine n'était pas fermée, il y avait un canal pour ainsi dire, entre les plaies de l'utérus et celles de l'abdomen. Cette absence de réunion de la plaie utérine, dont les bords sont en général adhérents à la paroi abdominale, frappe Pillore (de Rouen) qui publie des *Considérations tendant à prouver la nécessité de réunir après l'opération césarienne chaque lèvre de la plaie utérine à la lèvre correspondante de la paroi abdominale. (Courrier médical*, déc. 1854).

Cette nouvelle conception a été poursuivie par Lestocquoy (*Thèse de Dusart)*, qui la mit en pratique une fois avec succès en modifiant et complétant les indications de Pillore.

Elle a été reprise par Tarnier qui a combiné la suture *vis-céro-abdominale* avec la suture utérine (*Revue photographique des hôpitaux de Paris*, janvier, février 1869), par Baudin (*Ovotomie abdominale*, 1873), puis par Barnes (*Opérations obstétricales*, trad. fr., p. 310) qui a proposé une suture fort ingénieuse. Mais cette étude ne rentre qu'indirectement dans celle des progrès dus à la pratique de l'ovariotomie et je ne fais qu'en signaler les principaux éléments.

Une communication de Spencer Wells à la *Société obstétricale de Londres* en 1873 marque le début de ce qu'on pourrait appeler la période actuelle de la suture utérine. La suture utérine est formellement conseillée dans tous les cas d'opération césarienne, et l'auteur ne paraît pas se douter qu'il a eu des prédécesseurs. En 1865, Spencer Wells ponctionne accidentellement l'utérus pendant une ovariotomie faite dans le cours d'une grossesse arrivée au terme de cinq mois, croit devoir faire l'opération césarienne et place une suture ininterrompue avec de la soie, dont le chef est conservé en dehors sur le vagin, et tiré quelques jours après l'opération. La même année, sir J. Y. Simpson place trois points de suture métallique sur une plaie d'opération césarienne. Parmi les huit opérations césariennes exécutées en 1865 dans la Grande-Bretagne, celle de Spencer Wells fut le seul succès. En 1867, les docteurs Beers Townsend, de New-Haven (Connecticut), Waren Brickell, de la Nouvelle-Orléans, cités par Harris, (*The operation of gastro-hysterotomy in Amer. Jour. of med. sciences*, avril 1878, p. 326), font la suture utérine, l'un avec des fils de chanvre (trois points de suture), l'autre avec des fils d'argent (six), tous deux avec succès. Les observations se multiplient, et Harris compte dans ces onze dernières années aux États-Unis seize cas d'opération césarienne, dont dix avec suture de la plaie utérine. Sur les dix dernières opérations césariennes, il y en a huit dans lesquelles le chirurgien crut devoir faire la suture. C'est là un fait bien propre à démontrer la faveur de plus en plus grande de la suture utérine. Pendant ce temps, en Europe, l'emploi de la suture utérine se répandait aussi et l'on pourrait arriver à en rassembler un nombre fort respectable. Pour ma part, je connais 44 observations de suture de la plaie utérine après l'opération césarienne. Mais ces observations ne sont nullement comparables entre elles, soit à cause du manque de détails, soit parce que la principale condition de succès dans l'opération césarienne ne paraît pas être l'occlusion de la plaie utérine, mais bien l'époque du travail où elle a été pratiquée. C'est là une condition sur laquelle beaucoup de chirurgiens ont insisté, et que met bien en lumière le dernier travail de Harris (1). Il nous semble préférable de nous servir de ces observations pour chercher le meilleur mode de suture à employer.

Les opérateurs ont voulu les uns se ménager la possibilité de retirer les fils à suture, les autres assurer leur absorption ou leur enkystement. Parmi les premiers, il en est qui ont ramené les chefs des sutures à travers la paroi abdominale, d'autres par le vagin. Ceux-ci ont cherché à ne comprendre dans leur suture qu'une partie de la paroi utérine et naturellement la partie interne. Beers Townsend (*in Harris*) sépara même le péritoine de la couche musculeuse avant de suturer. Les autres ont en général, au contraire, cherché à adosser séreuse contre séreuse, et c'est Cazin, de Boulogne (*De l'opération césarienne en cas de tumeurs fibreuses utérines*, IN *Arch. de Toc.*, 1875), qui a le plus insisté sur ce procédé, auquel il attribue son succès. Pour extraire les fils,

---

(1) Sur 24 femmes opérées, moins de 24 heures après le début du travail, Harris note 18 guérisons ; il est vrai qu'il ajoute que cette statistique a été gâtée par des cas plus récents. Néanmoins il pose les conclusions suivantes :

1º Une opération hâtive (ou pratiquée de bonne heure) aux États-Unis sauvera environ 3 femmes sur 4 (75 p. 100) et autant d'enfants.

2º Une opération moyennement retardée (18 à 44 heures) ne sauvera plus qu'une femme sur 3 (33 p. 100) et la moitié des enfants.

3º Une opération franchement tardive, c'est-à-dire pratiquée de 2 à 15 jours et plus après le début du travail, entraînerait la mort de 3, 4 et 5 femmes contre une (20 p. 100). (*L'Opération césarienne aux États-Unis. Étude analytique de 100 observations (de 1822 à 1878)*, par le docteur R. Harris, de Philadelphie. *Amer. Jour.* Traduit par le docteur Eustache IN *Archives de tocologie*, mars-avril 1979.)

les uns ont imaginé des sutures compliquées, dans le genre de celle de Barnes; d'autres, comme Wiesel (qui n'avait pu dénouer sa rosette par tractions), sont allés couper les anses, soit par le vagin, soit par la plaie utérine; d'autres, comme Cazin, se sont bornés à des tractions continues pour couper les tissus embrassés dans l'anse. Dans beaucoup de cas, le dégagement des fils a été un temps difficile et une source évidente de dangers.

Aussi, le plus souvent, dans ces derniers temps, on a abandonné les fils à eux-mêmes et alors la question du choix du fil a pris une importance capitale.

Il était tout naturel de songer aux fils d'origine animale et parmi ces derniers à ceux dont l'expérience de ces dernières années a démontré l'absorption, à ceux de *catgut phéniqué*. Le procès du catgut dans les sutures utérines a été fait en 1876, par E. Martin (de Berlin) dans un mémoire fort important (*Ueber die Catgutnaht der Uteruswunde nach dem Kaiserschnitt, Berl. Klin. Woch.*, p. 401). Après avoir cité les deux faits favorables de G. Veit (1873, Société obst. de Berlin) et de Birnbaum (Med. cent., 1876, n° 25), il rapporte cinq opérations successives pratiquées par ce procédé à la clinique de Berlin (4 fois par son père, une fois par lui.) Dans tous ces cas on employa de forts fils de catgut, on fit une constriction énergique et un triple nœud; la plaie abdominale fut réunie par des fils métalliques. Une seule des opérées guérit, elle se levait au dix-septième jour. Deux moururent de péritonite, 56 et 146 heures après l'opération; une troisième, dans le collapsus avec hémorrhagie vaginale 15 heures après l'opération; la quatrième 60 heures après l'opération alors qu'une sonde placée dans le cul-de-sac de Douglas avait ramené à plusieurs reprises de la sérosité sanguinolente. A l'autopsie, les sutures n'avaient tenu que chez la première; chez la deuxième les fils étaient restés en place, mais la plaie était béante; chez la troisième les fils au nombre de quatorze s'étaient dénoués; chez la quatrième, trois fils médians sur sept avaient aussi lâché. L'hémorrhagie était la cause de la mort de ces deux dernières. Martin après avoir rapproché ces faits de ceux de Routh (*Obst. journ. of great Brit. a Ir.*, janv. 1876), de Tauffer (*Deuts. med. Woch.*, février 1876), d'autres exemples communiqués par Breisky, d'une autopsie de Strenge à Prague où une suture du pelletier au catgut avait été trouvée relâchée, conclut au défaut absolu de sécurité offert par le catgut, qui sous l'influence de la chaleur et de l'humidité et surtout sans doute des contractions utérines, se relâche ou se dénoue, et dit qu'il aura recours désormais aux fils de soie. A ces faits cités par Martin j'ai à ajouter un cas de Meadow, un cas de J. W. Oswald (cités à l'occasion de l'observation de Routh), enfin un de Laroyenne (*Société des Sciences médicales de Lyon*, 1878). Dans ces faits aussi les sutures de catgut s'étaient dénouées. Tant de cas malheureux paraissent condamner définitivement le catgut, et c'est là une proscription qui paraît, au moins pour un certain temps, universellement adoptée.

Les insuccès de la suture au catgut sont bien propres à mettre en relief les dangers et les difficultés que présente la suture de la plaie utérine. Il s'agit, en effet, d'adosser et de maintenir en contact des surfaces contractiles capables de modifier constamment leur forme et leur étendue, d'exercer des tiraillements en tous sens sur les points de suture, et destinées à se rétracter finalement en suivant les progrès de l'involution utérine. La suture, d'une façon générale, va être une incitation nouvelle à ces contractions utérines, qui seront d'autant plus violentes que chacune d'elles trouvera un obstacle plus invincible dans la présence des fils à suture.

Aussi, lorsque Grandesso Silvestri publia le succès qu'il obtint avec la suture élastique (Octobre 1873, *in Gaz. med. ital. prov. Venete*, anno 17, n° 6), quelques chirurgiens allèrent jusqu'à croire que la suture de la plaie utérine jusque-là proscrite devait devenir la règle, parce que le fil élastique en suivant la rétraction de l'organe tient constamment en rapport les bords de la blessure. Gr. Silvestri avait placé quatre points de suture entrecoupés avec un fil de caoutchouc recouvert de tissu de soie tel qu'on le trouve dans le commerce. Les sutures comprenaient les trois quarts de la paroi, les nœuds étaient faits sur la face péritonéale et les sutures furent abandonnées dans l'abdomen. Un insuccès (mort 60 heures après l'opération) survenu un an après, démontra le maintien en contact des lèvres de la plaie et l'enkystement des fils.

Il suffit de rappeler les effets de la ligature élastique, même modérément serrée, pour être autorisé à dire *à priori* que le succès isolé de G. Silvestri est peu démonstratif, que si les fils élastiques étaient serrés suffisamment pour surmonter à coup sûr les contractions utérines, ils le seraient assez pour sectionner les tissus. Cette section des tissus elle-même serait-elle un danger sérieux si elle s'opérait lentement età l'abri de toute cause de suppuration ? Je ne le crois pas, mais il n'en est pas moins évident qu'elle est au moins inutile et ne réalise aucune indication. Ce sont sans doute ces réflexions qui ont empêché la multiplication des tentatives de suture élastique.

Les fils de soie et les fils métalliques ont été le plus souvent employés et paraissent par conséquent avoir donné le plus de succès. Les opérateurs qui se servent de la soie sont encore poursuivis par l'idée d'une absorption possible ; ceux qui ont recours aux fils métalliques, fils d'argent spécialement, se fondent sur l'absence de suppuration autour des sutures métalliques. Harris (*loc. cit.*) cite très-incomplètement les résultats d'une autopsie faite longtemps après une suture métallique. Les fils avaient été tordus, coupés ras, et leur extrémité avait été tournée en bas. On les trouva recouverts d'une exsudation plastique organisée et fixés encore dans la paroi utérine.

Il ne faudrait pas croire que la soie ou le fil d'argent mettent l'opérée à l'abri des dangers démontrés par les accidents du catgut. On trouve de nombreux exemples où, dans ces conditions, les parois utérines s'étaient sectionnées sur le fil à suture, ou bien où le fil s'était coupé ou dénoué. Ainsi dans les observations 62 et 69 du mémoire de Harris on s'était servi de fils d'argent ; dans l'observation 65 de dix points de suture avec de la soie ; c'était aussi de la soie phéniquée que s'était servi Braxton Hicks (Société obstétricale de Londres, 1878, p. 106) ; mais il n'avait embrassé dans l'anse de ses fils que la partie superficielle de la paroi utérine, en ponctionnant, il est vrai, cette paroi à un quart ou un demi-pouce du bord de la plaie.

Ces insuccès sont bien faits pour engager les opérateurs à chercher comme première condition la solidité de la suture. Avant de voir quelles autres conclusions pratiques on peut tirer de cette étude au point de vue du manuel de la suture, il en faut établir les indications générales telles qu'elles résultent des observations compulsées, et de la connaissance des accidents immédiats ou consécutifs de la section utérine.

Une indication urgente, indiscutable de la suture de la plaie utérine, c'est l'hémorrhagie primitive abondante, et que les moyens ordinaires (glace en première ligne) ne suffisent pas à arrêter. Harris ne paraît pas croire à la fréquence de ce danger, sans doute parce que son mémoire est destiné à rassurer les opérateurs et à les encourager à pratiquer l'opération césarienne. Cependant il est signalé par tous les classiques, et nous voyons Martin (*loc. cit.*) citer un cas de mort par cet accident arrivé en sa présence entre les mains d'Hyernaux (de Bruxelles). Ed. Porro en raconte un autre arrivé à Lazatti (de Milan).

Ces morts ont fait une telle impression sur l'esprit de ces chirurgiens que l'un se déclare partisan résolu de la suture utérine, que l'autre a innové un procédé que nous étudierons plus loin. C'est l'hémorrhagie immédiate qui a nécessité la suture dans le cas de Kob (de Stolp) (*Beitr. zur Geb. und Gyn.*, t. II, fasc. 2, 1873), où la mort survint trois jours après l'opération ; dans celui de Gürtler (*Arch. f. Gynœc.*, t. V, fasc. 3, 1873), où trois points de suture métallique arrêtèrent une hémorrhagie que la glace avait été impuissante à modérer, et où la guérison fut obtenue en dix-neuf jours ; dans les observations 62, 65, 66, 67 de Harris lui-même et dans plusieurs autres cas plus récents : dans celui de Cazin (*loc. cit.*), dans celui de Netzel (de Stockolm) (*Arch. de toc.*, 1876, p. 321). Dans ces cas d'hémorrhagies utérines profuses, il ne faudrait pas perdre de temps à l'emploi des hémostatiques ordinaires, et se hâter de pratiquer la suture si l'on tient compte de l'insuccès de Galabin (*Société obstétricale de Londres*, t. XVIII, p. 252, 1877), où la femme succomba à l'hémorrhagie au moment où on appliquait le dernier point de suture sur l'utérus.

Quant au choix du procédé, il est évident que si l'hémorrhagie était abondante, il faudrait prendre le plus rapide et le plus simple. La suture entrecoupée avec des fils d'argent coupés au ras de leur point de torsion est celui qui me paraîtrait avoir le plus de chances de succès. Les fils devraient embrasser les trois quarts de la hauteur des lèvres de la plaie et être enfoncés à deux centimètres au moins des bords de cette plaie ; il n'y aurait aucun inconvénient à ce que les bords s'adossassent sur une certaine étendue par leur face péritonéale ; mais ce ne serait qu'un avantage accessoire si l'on obtenait sans cela un affrontement bien exact. Si l'arrêt de l'hémorrhagie n'est pas urgent, le choix de la suture est soumis aux mêmes règles que lorsqu'elle est indiquée par l'écartement des bords, par la *béance* de la plaie.

Cette *béance* est très-variable ; elle peut être plus ou moins prononcée, elle existe toujours à un faible degré au moins pour les couches musculaires externes ; elle peut tenir comme certaines hémorrhagies à l'inertie, ou simplement à la direction, à la situation de la section utérine ; elle peut être primitive ou secondaire ; et de toutes ces variétés peuvent résulter des indications diverses. Si l'on admettait que le moindre hiatus de la section utérine est une porte ouverte à l'épanchement sanguin ou lochial dans le péritoine, il faudrait toujours faire la suture. Il faudrait agir de même si l'on pensait que la réouverture de la plaie peut toujours se produire secondairement. Ainsi dans un cas cité par Harris l'incision utérine, qui avait six pouces de longueur, se réduisit, après l'opération, à un pouce et demi, et présentait quatre pouces de longueur à l'autopsie. Je crois cependant qu'en règle générale on pourrait considérer les dangers de la suture comme équivalents à ceux d'une plaie utérine qui se ferme spontanément, et s'abstenir de la suture dans ce cas, surtout si la longueur du travail ne prédispose pas l'utérus aux inerties secondaires. Harris, qui a insisté surtout sur les dangers de la prolongation du travail avant la gastrotomie, trouve dans cette prolongation une indication formelle de la suture, à cause de l'inertie tant primitive que secondaire.

Dans ces conditions, comme il ne s'agirait pas de parer à un danger urgent, on pourrait avoir recours, dans certains cas d'atonie absolue avec putridité de l'intérieur de l'utérus, à la suture utéro-pariétale de Lestocquoy, ou à une de ces sutures complexes qui combinent la suture utérine avec la suture de la paroi (Tarnier, Baudin, Barnes).

Ces sutures ont été assez rarement mises en usage pour qu'il soit impossible d'être édifié sur leur innocuité, et pour que l'on puisse là aussi leur préférer la simple suture entrecoupée avec des fils métalliques.

Le *drainage utérin*, qu'il faut, bien entendu, distinguer du drainage des culs-de-sac péritonéaux, avait été employé par divers opérateurs anciens, qui plaçaient une sonde dans l'utérus pour faciliter l'écoulement lochial à travers le col. C'est là encore un moyen conseillé par Winckel. Le tube à drainage de Chassaignac est préférable, et dans certains cas, il serait indiqué de le combiner avec la suture, si l'on craignait un écoulement lochial putride. On pourrait le passer de l'abdomen au vagin à travers l'angle inférieur de la plaie utérine, surtout si l'on a fait la suture abdomino-utérine. Nous trouvons dans ces dernières années un cas de succès de Cerf Mayer (*Arch. de toc.*, 1870), où, sans suture utérine, une lanière de linge fut passée ainsi de l'abdomen au vagin, nouée devant le pubis et enlevée seulement le seizième jour. On comprend sans peine que la suture utérine dispenserait en général de ce moyen, qui ne trouverait que des indications exceptionnelles.

La question du traitement de la plaie utérine était déjà arrivée au point de développement que je viens d'exposer, lorsque, en 1876, Édouard Porro proposa de supprimer la plaie utérine et ses dangers en supprimant l'utérus, en réduisant l'utérus et les ligaments larges à un pédicule par une ligature placée au niveau de l'union du corps et du col, et en fixant ce pédicule dans la plaie abdominale comme un pédicule ovarique. Ce moyen radical, comme toute opération hardie, peut offusquer au premier abord ; mais il suffit de réfléchir comme Porro aux opérations des gastrotomistes pour en saisir toute la simplicité, pour en prévoir *à priori* l'innocuité relative. Après réflexions, l'idée de Porro paraît si naturelle, si chirurgicale, qu'on se reproche de ne l'avoir pas conçue spontanément. Et, pour ma part, depuis la publication de Porro, je n'attendais que l'occasion pour imiter sa conduite. Ces occasions sont très-rares dans notre région si l'on s'en tient aux indications classiques ; ces indications étaient indiscutables dans le cas suivant, dont le récit sera la meilleure introduction à l'exposé de la méthode de Porro. C'est, je crois, la première amputation utéro-ovarienne qui ait été pratiquée en France après une opération césarienne.

OBSERVATION.

Amputation utéro-ovarienne. — Succès pour la mère et l'enfant.

Joséphine L..., âgée de 33 ans, entre à la Maternité de la Charité vers la fin de novembre. La brièveté de la taille, la déformation de la colonne vertébrale indiquent dès l'abord la possibilité d'une déformation pelvienne. Cette déformation se rattachant à une maladie fort rare dans notre région, l'*ostéomalacie*, je crois devoir donner avant de l'étudier quelques détails sur les antécédents de la malade.

Antécédents. — Père mort à 25 ans d'une fluxion de poitrine ; mère de petite taille mais bien constituée et ayant toujours eu une bonne santé jusqu'à l'âge de 40 ans, où, à la suite d'habitation dans un logement humide, elle eut des douleurs rhumatismales ; une sœur utérine de 22 ans, grande et grosse, bien portante, ayant 4 ou 5 enfants ; aucun antécédent héréditaire du côté des ascendants et des collatéraux. Jusqu'à l'âge de 15 ans, bonne constitution et excellente santé. Comme toute maladie, il ne faut noter que la rougeole à l'âge de 6 ou 7 ans. Séjour dans une maison humide jusqu'à l'âge de 6 ans. A partir de ce moment, habitation plus saine, mais la malade passe alors jusqu'à l'âge de 12 ans une partie de son existence dans les champs et les prés pour garder des troupeaux.

A douze ans, arrivée à Lyon et pendant deux ans travail dans un moulinage, où l'air était sec, mais où il fallait toujours travailler debout. Durant ce séjour dans la fabrique, croissance considérable de la taille, qui fut même telle qu'en sortant de la fabrique pour se placer en apprentissage comme tisseuse, et alors qu'elle n'avait que quatorze ans et demi, cette jeune fille paraissait à tout le monde en avoir dix-huit. Durant le cours de son apprentissage, de quatorze ans et demi à vingt ans, nourriture tout à fait insuffisante (une soupe pour toute une journée, quelquefois même aucun aliment pendant toute une journée, jamais de vin, un peu de viande tous les huit ou quinze jours seulement). Amaigrissement très-notable, vomissements après l'ingestion des aliments, et au bout de peu de temps, incontinence d'urine pendant la nuit; à la suite de cette infirmité, les patrons de cette jeune fille la forcèrent à coucher toute habillée sur le carreau de la chambre, sans matelas ni couverture, et cela pendant tout un mois d'hiver. Avec tout cela, travail exagéré et sur un métier trop lourd, et parfois mauvais traitements et coups qui cependant n'ont jamais été poussés à l'excès. A cette époque, les voisines s'apercevaient déjà que la taille de la malade diminuait, qu'une de ses épaules (la droite) devenait plus volumineuse, qu'elle prenait enfin l'aspect d'une bossue. A ce moment, à part un sentiment de faiblesse, pas de symptômes perçus par la patiente. Pour la première fois, menstruation à dix-neuf ans. Les règles apparurent trois fois environ, puis une « fluxion de poitrine » étant survenue, elles furent supprimées pour ne reparaître qu'un an plus tard.

La fluxion de poitrine (?), qui survint à l'âge de vingt ans à la suite de refroidissements, était caractérisée par une toux très-opiniâtre, une expectoration considérable, mais jamais sanguinolente. Pas de point de côté. Elle fut traitée au début pendant cinq semaines, pendant lesquelles furent appliqués sur le thorax douze vésicatoires. Alors la malade entra à l'Hôtel-Dieu dans le service de M. Teissier, où un traitement analogue fut institué pendant un séjour de deux mois. La malade était alors d'une faiblesse qui l'empêchait même de se lever toute seule du lit. A sa sortie de l'Hôtel-Dieu, la taille était déjà considérablement affaissée, mais pendant six mois la marche fut encore possible. Des douleurs vives existaient alors dans les côtés du thorax et dans la partie lombaire de la colonne vertébrale. Jusqu'à l'âge de vingt-cinq ans, ces douleurs persistèrent en s'accompagnant d'une diminution constante de la taille. La malade ne s'est jamais mesurée, mais elle estime, à la quantité dont elle fut obligée de diminuer ses robes, qu'à ce moment elle avait environ 25 centimètres de moins qu'à l'âge de seize ans, qui paraît avoir été l'époque de la croissance maximum. — A vingt-cinq ans, séjour de quatre mois dans le service de M. Gignoux, à la Croix-Rousse. La malade ne pouvait absolument pas marcher.

A sa sortie de l'hôpital, les douleurs avaient disparu, la marche était possible et, depuis, la santé a été relativement bonne. Menstruation toujours parfaitement régulière. Depuis dix ans, du reste, bonne alimentation et habitation saine. Rapports sexuels pour la première fois, au dire de la malade, au mois de janvier 1878 et ayant continué jusqu'au mois de mai. Grossesse datant de la fin d'avril. Aucune fatigue matérielle, mais chagrin et soucis considérables.

Examen. — Le toucher démontre bien vite que les détroits et l'excavation sont profondément déformés. Le trait dominant de cette déformation consiste dans le refoulement des surfaces cotyloïdiennes à l'intérieur de l'excavation. La distance sacro-cotyloïdienne gauche est évaluée à trois centimètres, la droite à quatre centimètres environ. La symphyse pubienne est projetée en avant par le rapprochement des corps des pubis et des branches ischio pubiennes. Dans ces conditions, la mensuration du sacro-sous-pubien est peu importante, elle donne sept centimètres et demi. Le sacrum paraît tordu, chiffonné, encore plus que projeté. Toute la partie accessible du détroit supérieur est contournée comme le sacrum. Tordues aussi sont les branches ischio-pubiennes qui sont tellement rapprochées que c'est à grand'peine qu'on peut appliquer le doigt sur le sommet de l'arcade pubienne. En résumé, tous les caractères typiques du bassin ostéomalacique avec déformation extrême. Le rétrécissement de l'arcade pubienne est tel que le doigt explorateur ne peut atteindre le col utérin retenu au-dessus du détroit supérieur par l'exiguïté de celui-ci. C'est au-dessus du détroit supérieur que le vagin paraît prendre une certaine ampleur, et la rétraction du méat indique un tiraillement de la paroi supérieure du vagin.

Voici le résultat des mensurations externes : Bassin : distance des deux épines iliaques, ant. et sup., 22 cent. — Id. des deux crêtes iliaques, 27. Diamètre de Beaudelocque, 17 cent. En arrière, la crête iliaque est refoulée en dedans et forme un angle saillant en dehors à l'union du tiers postérieur avec les deux tiers antérieurs.

Autres mensurations : Hauteur totale de la malade, 135 cent. Du sommet du pubis à l'appendice xiphoïde, 21 cent. De la crête iliaque au bord des fausses côtes, à gauche, 4 cent. 5 ; à droite, 4 cent. Longueurs du tibia, 33 cent. ; du fémur, 40 ; du cubitus, 23 ; de l'humérus, 27. En ajoutant que la colonne présente une lordose lombaire de 4 cent. de flèche, et une cyphose avec scoliose dorsale, que la hauteur de la colonne ne paraît pas seulement diminuée par le fait de ces courbures, mais aussi par l'écrasement des corps vertébraux, que les membres présentent une rectitude parfaite et paraissent très-longs, on verra que la maladie osseuse a porté principalement sur la colonne et le bassin. La tête, à part

son volume considérable et la projection en avant du maxillaire inférieur,
ne présente pas de symptôme d'ostéomalacie.

État de la malade. — La malade est déjà fort gênée par le développement de l'abdomen, les digestions se font mal, l'appétit est très-mauvais,
et de plus les douleurs dans les os se font sentir à nouveau depuis un
mois ; de sorte que la malade marche déjà avec beaucoup de peine. Est-il
besoin d'ajouter que l'opération césarienne était la seule façon d'intervenir. Je garde donc la malade à la Maternité pendant deux mois, jusqu'au début des douleurs. Pendant ce temps, je cherche à améliorer l'état
des forces et des organes digestifs. A partir du 1er janvier, la malade
prend tous les deux ou trois jours un laxatif léger. Malgré ces soins, la
marche devient de plus en plus pénible, et c'est à peine si la malade peut
se lever lorsque se déclarent les douleurs, le 1er février au soir. Ces douleurs restent faibles jusqu'à quatre heures du matin, le 2. L'opération
césarienne est faite ce jour même, à dix heures du matin.

Opération. — Ventre en besace, très-volumineux, paraissant absolument
rempli par un utérus dur et immobilisé. Les eaux de l'amnios paraissent
fort peu abondantes à la palpation. Le col n'est toujours pas perceptible.
La malade est endormie à son lit avec du chloroforme et apportée dans
une chambre spéciale chauffée à 25°, où sont réunis les aides et l'assis-
tance, où sont aussi disposés les instruments. On supprime ainsi toute
émotion chez la malade. L'opération est faite avec toutes les précautions
indiquées par Lister. Incision de 12 à 15 cent. sur la ligne blanche.
A l'incision du péritoine, il s'écoule un peu de liquide ascitique et une
anse intestinale se présente vers l'angle inférieur de la plaie, un aide est
chargé de la maintenir avec une éponge pendant toute la durée de l'opération. Incision de l'utérus d'abord lentement et à coups de bistouri répétés, puis rapide à cause d'un écoulement sanguin assez abondant vers
l'angle supérieur de la plaie, où l'incision tombe sur le placenta. Je romps
les membranes avec la main. Je saisis les pieds que je savais être à droite
et en bas, et j'extrais très-rapidement et très-facilement un enfant volu-
mineux (3,700 grammes) et très-vigoureux. Pendant toute cette manœuvre, M. Laroyenne, qui avait bien voulu me servir d'aide, maintint les
parois abdominales appliquées sur l'utérus. Le cordon est sectionné ;
j'applique les mains sur les fosses iliaques, et je fais sortir par expression
l'utérus à travers la plaie abdominale ; je complète le décollement du placenta, l'extrais ; une éponge est placée dans la cavité utérine, une autre
sur la plaie. L'anse de fil de fer d'un ligateur serre-nœud de Cintrat est
passée autour de l'utérus et des ligaments, vers l'union du corps et du
col, au-dessous des ovaires et de l'orifice des trompes ; l'anse est serrée
d'abord vivement, puis graduellement jusqu'à ce que l'écoulement sanguin
par les surfaces sectionnées soit complètement arrêté. Une sonde placée
dans la vessie démontre en même temps que le bas-fond de l'organe n'est
pas compris dans la ligature. A partir du moment où s'est déclarée l'hé-

morrhagie, toutes les manœuvres se sont succédé avec une grandes rapidité, et la perte de sang a été fort minime ; je l'évalue à 3 ou 400 gram.

Le pédicule est ensuite traversé au-dessus de la première ligature par une forte aiguille montée sur un manche (aiguille de Péan) qui entraîne une anse de fil de fer; cette anse coupée, deux ligateurs serre-nœud exercent la traction sur les deux anses secondaires et occupent ainsi la droite et la gauche du pédicule. L'utérus et les ligaments larges sont sectionnés au thermo-cautère à trois centimètres au-dessus de la constriction. La toilette du péritoine est soigneusement faite. Elle est rendue très-facile par la suppression de l'excavation pelvienne. Le sang qui s'est écoulé s'est accumulé non pas en arrière de l'utérus, mais dans les fosses iliaques qui constituent le point déclive de la cavité péritonéale et d'où j'extrais quelques caillots. Les fils de fer sont tordus ; les chefs, coupés assez loin du point de torsion, sont ramenés sur le devant du pédicule, formant ainsi trois éperons en saillie en bas et sur les côtés. Le pédicule est ainsi solidement maintenu dans l'angle inférieur de la plaie de la paroi, par ces éperons qui prendraient au besoin un point d'appui sur la peau pour empêcher la rentrée du pédicule. Une forte épingle contribue encore à prévenir cet accident en traversant la paroi et le pédicule. Avant cette fixation, la plaie abdominale avait été réunie par quatre points de suture profonde enchevillée comprenant le péritoine, et par huit points de suture entrecoupée, superficielle; tous ces points de suture sont faits avec du fil métallique. L'opération a duré vingt-cinq minutes.

Suites. — Je n'ai pas de détails précis à donner, la feuille d'observation ayant été égarée; mais ainsi les faits principaux seront mieux mis en relief. Le jour de l'opération, douleurs très vives absolument semblables, au dire de la malade, aux douleurs de l'accouchement, et facilement calmées par 2 centigrammes de morphine en injections sous-cutanées. Vin, bouillon. A partir du troisième jour se montre un météorisme fort prononcé qui a été la seule complication menaçante, mais qui m'a inspiré des craintes pendant dix jours ; ce météorisme venant compliquer la déformation thoracique, tenait la malade dans un état de demi-asphyxie presque continu, et on se tenait prêt à faire la ponction capillaire de l'intestin, qui a été si utile dans les suites de l'opération césarienne de M. Cazin (*Arch. de toc.*, 1875). Ce météorisme avait aussi pour effet de tendre à faire rentrer le pédicule. Il était tel que l'épingle placée au-dessus du pédicule coupa les tissus et fut trouvée libre dans le pansement vers le dixième jour.

Les fils de fer de la ligature furent le principal agent de la contention du pédicule. Ils se détachèrent le 12ᵉ jour entraînant seulement une partie de la portion de l'utérus sphacélée qui avait été laissée en avant d'eux; le reste formait une espèce de mèche dans le vaste cratère produit par la plaie des parois autour du pédicule. La circonférence du premier fil de fer placé tout d'abord au niveau de l'union du corps et du col, et comprenant

non-seulement l'utérus mais les ligaments larges, mesurait 67 millimè-
tres. Les fils de la suture superficielle furent enlevés le cinquième jour,
ceux de la suture profonde le quinzième jour seulement, sans qu'ils aient
provoqué aucune suppuration. Le pédicule parut s'enfoncer en même
temps que la plaie de la paroi se cicatrisait. Cette cicatrisation fut complète le 35ᵉ jour.

La rétention d'urine ne dura que trois jours ; la constipation et le météorisme furent combattus par des lavements et des purgatifs salins. Il
n'y eut ni nausées ni vomissements. La température ne dépassa pas 39°,
mais le pouls fut parfois très-fréquent à cause sans doute de la gêne res-
piratoire. Le ventre ne fut un peu douloureux que vers le troisième jour,
et cette douleur était limité à la fosse iliaque gauche. La montée du lait
fut très-accusée et la malade aurait pu nourrir s'il n'y avait pas eu à cela
une contre-indication dans sa faiblesse générale.

Cette faiblesse fut aussi la cause de la prolongation pendant deux mois
du séjour de la malade à l'hôpital. A la date de cette publication (juillet
1879) elle présente de nouveau quelques douleurs dans les os du bassin,
mais cela ne l'empêche pas de vaquer à ses occupations de domestique.
Elle ne porte plus la ceinture qu'on lui avait fait confectionner, et cependant il n'y a aucune tendance à l'éventration. On sent toujours à
travers la paroi abdominale le col et les ligaments larges adhérents à
cette paroi ; mais il est toujours impossible d'atteindre pas le vagin le
museau de tanche.

Quant à l'enfant, elle avait été placée en nourrice, et elle se porte très-
bien.

A l'examen de l'utérus enlevé, on voit que la plaie utérine, qui avait
été faite dans un plan vertical, présente une direction inclinée à plus de
45ᵉ sur l'axe de l'utérus, de telle sorte que l'extrémité supérieure corres-
pond à l'insertion de la trompe gauche. C'est à ce niveau que l'incision
empiète sur l'insertion placentaire. Cette obliquité, qui a pour résultat de
reporter sur la partie supérieure de l'utérus une incision faite au-dessous
de l'ombilic, s'explique par l'obliquité extrême de l'utérus lui-même,
obliquité qui n'avait pu être corrigée, l'utérus remplissant exactement la
totalité de la cavité abdominale. Non-seulement le fil constricteur avait
serré au-dessous des ovaires, mais la section faite à deux centimètres au-
dessus de ce fil empiétait à peine sur le pavillon d'une des trompes.

A la date où je pratiquai l'opération dont les détails vien-
nent d'être exposés, on en connaissait 17 observations pu-
bliées en Italie, en Belgique, en Autriche, en Suisse et en
Allemagne (*Fatti et commenti clinici exposti dal Pᵣᵃ
Chiara*, Milano, 1878) ; sur ces 17 cas, il y avait eu, pour

la mère, 9 succès et 8 morts. A la date de cette publication, il y a 33 opérations connues, et la même proportion se maintient; c'est dire que l'on peut compter sur plus de 50 pour 100 de succès. C'est là une statistique qui ne fera que s'améliorer par les perfectionnements qui seront introduits : et il est inutile de rappeler ce qui est connu de tout le monde pour proclamer que l'amputation utéro-ovarienne a diminué considérablement les dangers de l'opération césarienne.

Les insuccès de la suture utérine n'ayant pas tous été publiés, il serait illégitime de mettre en comparaison les statistiques des deux modifications, et, même en le faisant, on trouve un avantage énorme en faveur de la méthode de Porro.

C'est donc cette modification, ce complément de l'opération césarienne qui s'impose dorénavant comme une règle formelle, et si j'ai cru devoir étudier la suture, c'est plutôt pour consigner la trace intéressante des efforts tentés dans ce sens, que pour la mettre en parallèle avec l'amputation utéro-ovarienne. L'étude de la suture de la section utérine peut aussi éclairer celle des procédés divers qui ont été proposés pour mettre en pratique la méthode de Porro. Et ce sont ces modifications secondaires plutôt que les résultats statistiques, désormais acquis, qui doivent maintenant préoccuper le chirurgien.

G. Rein (de Pétersbourg) (1) avait, dès 1877, conseillé d'appliquer une ligature sur le col avant de pénétrer dans l'utérus (*Arch. fur Gyn.*). Ce conseil peut être suivi, soit qu'on ait fait sortir l'utérus à travers une large incision de la paroi abdominale, soit qu'on ait laissé l'utérus en place. De là deux procédés, dont le second est très-laborieux malgré l'écoulement préalable des eaux, dont le premier devient fort compliqué lorsque la présentation a commencé à s'engager. Müller (de Berne), qui fit la huitième opération de Porro (fé-

---

(1) Sur l'excision sans perte de sang de l'utérus gravide. Rapport à la Société des médecins russes de Saint-Pétersbourg, IN *Annales de gynécologie*, avril 1879.

vrier 1878), mit en pratique le premier procédé dans un cas où le produit de la conception était putréfié. Cette conduite fut suivie de succès : Müller voulut ériger ce procédé en règle générale et l'étaya d'une argumentation convaincue. G. Rein redoutait surtout l'hémorrhagie primitive lorsque l'incision tombe sur l'insertion placentaire; Müller, les conséquences de l'introduction du sang et du liquide amniotique dans le péritoine. L'hémorrhagie primitive ne me paraît pas devoir embarrasser un opérateur tant soit peu expérimenté ; lorsque cet accident se présentera, il s'agira d'aller vite et on ne risquera en agissant ainsi que l'introduction d'une certaine quantité de sang dans le péritoine. Disons cependant que dans le second cas de Spœth (sept. 1877), où l'opérée mourut, cette hémorrhagie se produisit avec assez d'intensité. Quant à l'introduction des eaux de l'amnios et du sang dans la cavité péritonéale, ce que nous enseignent la pratique de l'ovariotomie compliquée et les résultats de la toilette du péritoine est bien propre à nous faire préférer cet inconvénient aux dangers d'une grande incision abdominale, sauf peut-être le cas de putréfaction du contenu de l'utérus. C'est là une complication qui pourrait rendre grave l'introduction de quelques gouttes de liquide septique, et qui dès lors me paraîtrait justifier l'agrandissement de la section de la paroi abdominale, et la modification de Müller.

Klotz (1) a proposé pour l'hystérotomie en général une modification qui pourrait être appliquée à l'amputation utéro-ovarienne après l'opération césarienne. Cette modification consiste à appliquer une ligature élastique provisoire à l'union du corps et du col, à pratiquer l'amputation de l'utérus par une incision cunéiforme à deux lambeaux, à maintenir ces deux lambeaux intimement accolés par un double plan de sutures très-solides, en ayant soin de ménager la perméabilité du col du côté du vagin, à suturer aussi les bords sectionnés des ligaments larges et à abandonner le tout dans la cavité abdominale. Litzmann (mai 1878, onzième

______

(1) V. Gust. Braun in *Wien. Mediz. Wochen,* 1879, n° 16.

cas) mit en pratique sans succès un procédé analogue dans une hystérotomie complémentaire de l'opération césarienne. On ne saisit pas les avantages de ce procédé sur la fixation du pédicule, dans la plaie abdominale ; il ne serait acceptable que dans le cas où le pédicule paraîtrait trop court pour pouvoir être fixé sans tiraillement considérable.

Il serait plus rationnel de mettre en usage le procédé de Freund pour l'amputation totale de l'utérus, lorsque les circonstances justifieraient ce mode d'intervention, par exemple dans les cas d'opérations césariennes nécessitées par une dégénérescence du col. Je me suis trouvé en présence d'un cas semblable au mois d'avril 1879, et, quoique mon succès du mois de février m'encourageât à tout oser, je ne crus pas devoir intervenir. Voici les circonstances qui me décidèrent : On amena dans mon service une malade en travail depuis cinq jours, et qui avait eu depuis quarante-huit heures trois frissons intenses. Un écoulement très-abondant et horriblement fétide, l'émission bruyante de gaz infects, dénotaient une putréfaction avancée du contenu de l'utérus. Le toucher montrait que le col, très-épais, très-dur, très-irrégulier et envahi par une dégénérescence cancéreuse manifeste, était à peine dilaté à trois centimètres. A travers cette dilatation et quelques lambeaux membraneux flottants, on pouvait toucher à nu les os du crâne de l'enfant. La sage-femme qui soignait cette malade avait incisé le cuir chevelu en croyant ouvrir la poche des eaux pour accélérer le travail. La paroi vaginale n'était envahie par la dégénérescence que dans le voisinage immédiat du col. Néanmoins des incisions ou des déchirures sur la masse cancéreuse n'eussent pas manqué de provoquer une hémorrhagie mortelle. L'opération césarienne était donc la seule ressource, et le complément rationnel dans ce cas devait être l'ablation totale de l'utérus. La mort certaine de l'enfant, et surtout l'état général de la malade (adynamie extrême) me parurent contre-indiquer une intervention de ce genre, d'autant plus que la malade ne l'accepta pas à la première proposition. Elle résista néanmoins encore plus de quarante-huit heures et mourut sans avoir été délivrée, me faisant regretter de ne pas avoir insisté auprès d'elle.

De ces dégénérescences du col il faut rapprocher les indications que pourraient fournir certaines ruptures spontanées de l'utérus où la gastrotomie ne suffirait pas à arrêter les accidents ; mais ce sont-là des cas trop spéciaux pour que j'y insiste sans avoir d'exemples personnels à apporter.

Les détails d'instrumentation sont moins importants que les divers procédés que nous venons d'étudier ; ils sont cependant dignes d'attention.

Porro, suivant la pratique de Péan, avait exercé la constriction du pédicule artificiel avec le ligateur serre-nœud de Cintrat. Wasseige (de Liége) (avril 1878, huitième cas) employa la constriction à l'aide de la chaîne de l'écraseur fixée par une coulisse avec vis de pression (1). Mais, dans sa seconde opération (septembre 1878), un danger de l'écraseur se révéla. La constriction de l'instrument confiée à un aide fut exercée sans doute trop brusquement et une hémorrhagie effrayante se produisit. Le chirurgien de Liége ne fait qu'accuser encore davantage les inconvénients de l'écraseur en cas pareil en disant qu'il n'y eut pas de faute d'inattention. La main qui manœuvre la chaîne ne peut avoir qu'une conscience très-imparfaite du degré de constriction exercée ; il n'en est pas de même avec le serre-nœud de Cintrat. Néanmoins le fait de Wasseige est trop démonstratif pour qu'on n'ait pas toujours présente à l'esprit la possibilité de la section du pédicule par le fil de fer et les dangers de cette section. On pourrait peut-être les éviter plus sûrement en adaptant un dynamomètre au point d'attache du fil constricteur, et utiliser dans ce sens l'instrument proposé récemment par Vorstædter. (*Ligaturenschnürer*....... *in Wien. Wochens.*, n° 9, 1879) ; ou bien se servir de la ligature élastique qui a donné de si beaux résultats pour la section de l'utérus en inversion. La

(1) On trouvera une figure représentant un moyen ingénieux de fixation de la chaîne de l'écraseur, une fois la constriction opérée, dans le n° 1 de 1879, du *Wien. med. Wochens. Kettenekraseur mit Feder-klemme*, par Vorstædter.

crainte de ce danger ne pourra cependant jamais être une raison suffisante pour compliquer outre mesure une opération excellente à cause de sa simplicité.

Beaucoup d'opérateurs ont cru devoir placer le long du pédicule un drain plongeant dans le cul-de-sac de Douglas. C'est là, comme on le sait, un point controversé dans la pratique de l'ovariotomie. Il me semble qu'on peut, dans la majorité des cas, assimiler l'amputation utéro-ovarienne à une ovariotomie simple, aussi j'ai cru devoir fermer exactement la cavité abdominale. Il est probable que l'ovariotomie rendra à l'amputation utéro-ovarienne le service d'édifier les opérateurs sur la valeur du drainage préventif. Jusque-là on est autorisé à le repousser lorsqu'il n'y a pas eu de complications.

En résumé, je crois que dans la majorité des cas il faudra suivre le manuel opératoire emprunté à Péan par Porro, en y ajoutant des précautions antiseptiques plus complètes que celles employées par le professeur de Pavie. Ces précautions ne devraient être omises qu'en cas d'urgence, par exemple en cas d'hémorrhagie. Je recommande comme très-simple l'expression de l'utérus à travers la plaie abdominale, une fois l'enfant extrait, et je ne vois rien d'essentiel à ajouter au récit de l'opération que j'ai pratiquée.

Dans ces conditions l'amputation utéro-ovarienne est une opération simple, facile, à la portée de tous les chirurgiens, et dont l'instrumentation n'exige qu'un serre-nœud en dehors des instruments ordinaires.

Les résultats qu'elle a fournis doivent désormais la faire préférer dans tous les cas où était indiquée l'opération césarienne. Tandis qu'on pouvait encore limiter les indications de la suture utérine à l'hémorrhagie et à l'écartement des bords de la plaie, l'amputation utéro-ovarienne est indiquée dans tous les cas parce qu'elles constitue une amélioration, d'une efficacité plus certaine, d'une innocuité plus démontrée (1).

(1) Il est une ancienne modification de l'opération césarienne qui vient d'être rajeunie par deux chirurgiens américains, Skene et Gaillard Tho-

Déjà même on peut aller plus loin, et prévoir que la méthode de Porro va agrandir le champ d'action de l'opération césarienne. Si l'on considère que l'embryotomie, dans les cas de rétrécissement extrême, constitue une opération grave pour la mère, on verra que dès maintenant on peut appliquer l'opération césarienne par la méthode de Porro jusqu'au point où l'embryotomie donne 50 °/₀ de mortalité pour la mère. Il est légitime de prévoir que l'opération de Porro pratiquée de bonne heure (1) donnera une mortalité encore bien moindre et que l'embryotomie reculerait d'une façon presque indéfinie si l'on s'en tenait exclusivement à la comparaison de la mortalité pour les mères, seul terrain sur lequel tous les accoucheurs soient d'accord. Il est certain cependant que, même à ce point de vue, la crâniotomie n'étant pas une complication, à proprement parler, dans une application de forceps ou une version, l'opération de Porro n'arrivera jamais à supprimer complètement le sacrifice de la vie de l'enfant.

mas (*Améric. journ. of obstetrics*, avril 1878) : c'est la *gastro-élytrotomie*, c'est-à dire l'opération qui consiste à inciser le long de l'arcade fémorale, à décoller le péritoine de la fosse iliaque pour ouvrir le vagin à sa partie supérieure et extraire l'enfant. Ritgen avait eu un insuccès, Baudelocque deux. Sur cinq opérations les chirurgiens américains ont eu 3 succès pour la mère, 4 pour l'enfant. L'année passée, la gastro-élytrotomie a été pratiquée deux fois dans l'ancien monde, en Angleterre. Hime (de Sheffield, *The Lancet*, nov. 1878) la fit pour un cas de cancer utérin, l'opérée mourut très-rapidement ; Edis (*British med. journ.*, nov. 1878) la pratiqua pour une déformation du bassin ; l'enfant fut sauvé, la mère mourut 40 heures après. Quels que soient les résultats statistiques de la gastro-élytrotomie, en supposant qu'ils deviennent comparables à ceux de la méthode de Porro, cette opération aura toujours contre elle sa difficulté et ses dangers immédiats qui l'empêcheront de soutenir la comparaison.

(1) C'est ici le lieu de faire remarquer que, nulle part dans son travail, Harris, dont nous avons cité plus haut les conclusions, ne démontre qu'il ait réuni la totalité des opérations césariennes pratiquées aux États-Unis. Jusqu'à ce que cette démonstration soit faite, on doit tenir en suspicion les étonnants résultats de sa statistique, si différents de ceux de l'ancien monde, et on ne peut nullement en déduire une conclusion relative à la gravité de l'opération césarienne ordinaire.

La limite de ses indications se trouvera sans doute en elle-même, dans la nécessité de retrancher les organes génitaux. Il est probable qu'elle cessera d'être indiquée au degré de rétrécissement du bassin compatible avec la naissance d'un enfant viable par un accouchement prématuré artificiel. Dans ce cas la suppression des ovaires et de la matrice serait irrationnelle, puisque l'embryotomie permettrait à l'opérée d'espérer une maternité future.

P. S. — Ces indications, émises avec réserve lors de ma lecture en avril, à la Société des sciences médicales, sont celles que vient de poser d'une façon plus affirmative et avec toute l'autorité qui s'attache à son nom, M. Tarnier dans la communication qu'il vient de faire à l'Académie de médecine. Le chirurgien de la Maternité de Paris croyait être le premier à avoir pratiqué en France l'opération de Porro. Sa première opération (insuccès) a été pratiquée le 17 février 1879, j'ai fait la mienne le 2 février. Cette priorité ne prouve qu'une chose, c'est que le hasard m'a servi. M. Tarnier était sans doute, comme moi, décidé depuis longtemps à mettre en pratique la méthode de Porro. Nous avons admis ensemble et l'opportunité de la méthode et l'étendue de ses indications. Je n'ai qu'à me féliciter d'avoir à constater cette coïncidence et cet accord.